中医经络指疗百科宝典

指疗孙儿笑

宗绍峰 著

云南出版集团
YNK 云南科技出版社
·昆 明·

图书在版编目（CIP）数据

一针见穴：中医经络指疗百科宝典．指疗孙儿笑 / 宗绍峰著．-- 昆明：云南科技出版社，2021.4
ISBN 978-7-5587-3342-0

Ⅰ．①一… Ⅱ．①宗… Ⅲ．①穴位疗法 Ⅳ．① R245.9

中国版本图书馆 CIP 数据核字 (2021) 第 004666 号

一针见穴：中医经络指疗百科宝典．指疗孙儿笑

YIZHEN JIANXUE ZHONGYI JINGLUO ZHILIAO BAIKE BAODIAN ZHILIAO SUN'ER XIAO

宗绍峰 著

出 品 人：杨旭恒
总 策 划：杨旭恒
策　　划：高 亢　刘 康　李 非
责任编辑：王建明　唐坤红　洪丽春　蒋朋美　苏丽月　曾 芫
助理编辑：张 朝
责任校对：张舒园
责任印制：蒋丽芬

书　　号：ISBN 978-7-5587-3342-0
印　　刷：云南金伦云印实业股份有限公司
开　　本：787mm × 1092mm 1/64
印　　张：1
字　　数：51 千字
版　　次：2021 年 4 月第 1 版
印　　次：2021 年 4 月第 1 次印刷
定　　价：20.00 元

出版发行：云南出版集团公司 云南科技出版社
地　　址：昆明市环城西路 609 号
网　　址：http：//www.ynkjph.com
电　　话：0871-64190889

序

华夏儿女被称为“炎黄子孙”是因为我们有共同的伟大祖先——炎帝和黄帝。炎帝号称“神农氏”，黄帝号称“轩辕氏”。

炎黄祖先留给后代子孙的不是良田万顷，不是金银珠宝，不是世袭爵禄，也不是红砖碧瓦，而是两本医书。

炎帝留给我们的是《神农本草经》，黄帝留给我们的是《黄帝内经》。一本讲药，一本讲医。

从人体经络的层面来说，人类的所有“病”都是由于人体经络堵塞而导致的。

“千般疢难，不越三条：一者，经络受邪，入藏府，为内所因也；二者，四肢九窍，血脉相传，壅塞不通，为外皮肤所中也；三者，房室、金刃、虫兽

所伤。以此详之，病由都尽。”（《金匮要略》）

古中医是华夏祖先在古代朴素唯物论的辩证法思想引导下，通过长期对天地自然的观察、感受和体会，通过数千年人的医疗实践，逐步形成的博大精深的医学理论体系。

古中医体系以阴阳、五行作为理论基础，通过对太阳系木、火、土、金、水五大行星的观察，发现了地球上一年“五季”（春、夏、长夏、秋、冬）对应人体肝、心、脾、肺、肾五脏相互依存、相互制约的辩证关系。发现维持人体新陈代谢的气血运行通道是经脉、络脉系统。通过“望、闻、问、切”四诊合参的方法，探求病因、病性、病位，分析病机及人体内五脏六腑、经络关节、气血津液的变化，判断邪正消长，进而得出病名，归纳出证型，以辨证论治原则，发明了“砭、针、灸、药、导引、按跷”六种古中医疗法，以及打坐、吐纳、气功、食疗等多种治疗手段，使人体达到阴阳平衡、五行调和而恢复健康。

古中医的核心是阴阳，灵魂是五行，命脉是经络，工具是“望闻问切”，方法是“砭、针、灸、药、导引、按跷”，精华是“大道至简”。

经络是经脉和络脉的总称，是运行全身气血、联络脏腑形体官窍、沟通上下内外、感应传导信息的通路系统，是人体结构的重要组成部分。

“人始生，先成精，精成而脑髓生，骨为干，脉为营，筋为刚，肉为墙，皮肤坚而毛发长，谷入于胃，脉道以通，血气乃行。

“经脉者，所以能决死生、处百病、调虚实，不可不通。”（《灵枢》）

“学医不知经络，开口动手便错。”盖经络不明，无以识病证之根源，究阴阳之传变。如：伤寒三阴三阳，皆有部署，百病十二经脉可定死生。既讲明其经络，然后用药径达其处，方能奏效。昔人望而知病者，不过熟其经络故也。”（《扁

鹊心书》)

“经”的原意是“纵丝”，有“路径”的意思，是经络系统中的主要路径，存在于机体内部，贯穿上下，沟通内外；“络”的原意是“网络”，是主路分出的辅路，存在于机体的表面，纵横交错，遍布全身。

《灵枢·脉度》记载：“经脉为里，支而横者为络，络之别者为孙。”

将脉按大小、深浅的差异分别称为“经脉”“络脉”和“孙脉”。

经脉和络脉相当于地球上的经纬度线，由此区分、定位纵向和横向的区域与部位。

经络的主要内容有：十二经脉、十二经别、十五络脉、十二经筋、十二皮部、奇经八脉等。其中，属于经脉方面的，以十二经脉为主；属于络脉方面的，以十五络脉为主。它们纵横交贯，遍布全身，将人体内外、脏腑、肢节联系成为一个有机的整体。

经络是细胞群、体液、组织液之间交换能量的通道，并且形成低电阻、神经信息和生物电信号的网络丛群。

经络是身体运行气血、联系脏腑和体表及全身各部的通道，是人体功能的调控系统。

在古中医典籍中，古人对穴位的认识从“节”“会”“气穴”“气府”到“骨空”“孔穴”“穴道”“腧穴”“输穴”“俞穴”，无论什么名称，核心都是发现人体经络上的这些点位，调节或控制着身体气血运行的大小、方向、速度。通过刺激这些穴位、点位，可以调整或改变身体的吸收、代谢、寒热、气血量等，进而帮助人体脏腑重回正常状态，恢复健康。

为区别于银针，手指在现代被中医称为“指针”，点穴疗法简称“指疗”。

人体的十四条经络上有720个穴位，加上

经外奇穴、阿是穴，超过上千个穴位，每个人等于身上背着“同仁堂”和“一心堂”。这些穴位可以祛寒除湿、舒筋活血、消炎止痛、滋阴壮阳、健脾和胃、宣肺理气、化痰止咳、疏肝利胆、清热解毒、润燥消渴、利尿消肿、润肠通便等。这些宝贵的“药材”绿色环保、便捷实惠无副作用，取之不尽，用之不竭。点不准舒筋活血，松松筋骨；点准了立竿见影，手到病除。

“邪风之至，疾如风雨，故善治者治皮毛，其次治肌肤，其次治筋脉，其次治六腑，其次治五脏。治五脏者，半死半生也。”（《素问·阴阳应象大论》）

面对炎黄祖先留给我们的国粹瑰宝，后代子孙怎能把无价珍宝弃之如敝屣，背着一身与上千种珍贵药材同疗效的穴位不用，而去寻医问药？

当我们或亲朋好友遇到疾病的困惑或折磨时，何不伸出手指，取出唾手可得的穴位良药，点按穴位，驱病祛疾，一针见穴，健康人生！

前言

孩子是家庭的未来，也是祖国的未来。孩子的健康成长牵动着一家三代的喜怒哀乐。

一年四季只需要看看各地儿童医院人头攒动、络绎不绝地排队挂号求医的家长、孩子，就知道孩子的疾病不仅仅是个人和家庭的问题，也是国家和社会的问题。

孩子生病就不能上幼儿园或没法上学，家长也需要请假陪护看病、体检、治疗、打针、输液、服药，一个家庭的正常生活全被打乱。如果孩子在上学，听课、作业、考试等也都会受到很大的影响。

春季的肠胃病、夏季的皮肤病、秋季的咳嗽、冬季的发烧，以及一年四季的感冒，疾病时时刻刻都在困扰着孩子和家长。

怎么办?

不用着急，数千年的古中医国粹告诉我们，人体生“病”都是由经络穴位堵塞或不畅通所导致的。每个人身体上都有经脉络脉、奇经八脉和数百个穴位，这些就是我们与生俱来的神医良药，只须点按这些穴位，疏通被堵塞的经络，通畅气血运行，恢复人体正常的新陈代谢状态，就可以让孩子远离疾病的折磨，尽早康复。

下面我们就伸出手指，按图索骥，点按穴位，祛除病魔，重新插上天使的翅膀。

中医经络指疗百科宝典

目录

发　烧 …… 2

腹　痛 …… 4

夜　啼 …… 6

湿　疹 …… 8

水　痘 …… 10

感　冒 …… 12

扁桃体发炎 …… 14

食欲不振 …… 16

咳　嗽 …… 18

积　食 …… 20

厌　食 …… 22

疳　积 …… 24

牙　痛 …… 26

流　涎 …… 28

遗　尿 …… 30

鼻　炎 ………………………………… 32
消化不良 ……………………………… 34
惊　风 ………………………………… 36
泄　泻 ………………………………… 38
近　视 ………………………………… 40
手指医院问诊表 ……………………… 42
点穴方法及注意事项………………… 53
同身寸定位法………………………… 53
孙儿笑指疗配方……………………… 54

发烧

发烧是指体温超过正常范围高限，是小儿十分常见的一种症状。

小儿的正常体温可受季节变化、饮食、哭闹、气温以及衣被的厚薄等因素影响有一定范围的波动。体温稍有升高，并不一定有病理意义。在小儿体温升高时，要注意观察患儿的神态和举止。虽说体温的异常升高与疾病的严重程度不一定成正比，但发热过高或长期发热可影响机体各种调节功能，从而影响小儿的身体健康。因此，对确认发热的孩子，应积极查明原因，针对病因进行治疗。

中医经络学退烧的方法是疏通肺经、大肠经和三焦经，让热邪外泄。

指疗穴位处方： 少商穴 外关穴 曲池穴

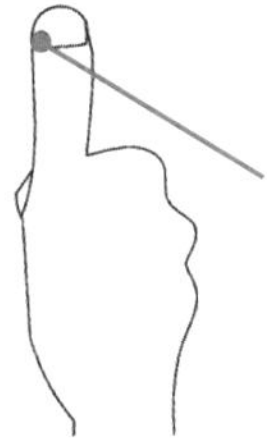

少商穴： 穴位位于拇指末端拇指一侧，指甲根角侧上方 0.1 厘米处。

穴位穴性 属于肺经，五行属木 。

穴位功效 该穴有清肺利咽、开窍醒神的功效。

外关穴： 穴位位于前臂背侧正中线上，腕背横纹上2寸。

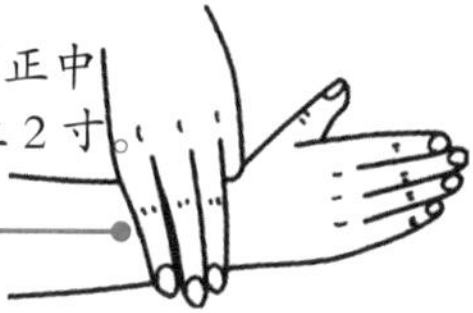

穴位穴性 属于三焦经，五行属水。

穴位功效 该穴有联络气血、补阳益气的功效。

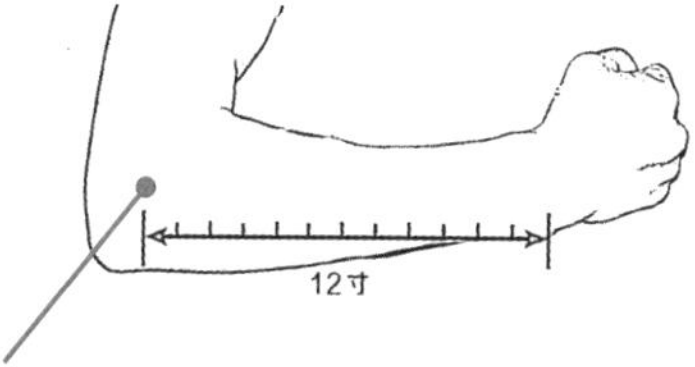

曲池穴： 穴位位于手前臂，肘横纹终点与肘尖连线中点处。

穴位穴性 属于大肠经，五行属土。

穴位功效 该穴有清胃调肠、疏风清热、通络安神的功效。

腹痛

腹痛也叫小腹痛。出自《素问·脏气法时论》。小腹为至阴之位，厥阴所属。小腹痛应辨别气、血、寒、热、虚、实施治。常见的有急性肠胃炎、腹胀、便秘等。

中医经络学认为腹痛均为『肝随脾升，胆随胃降』，气机升降规律悖逆所致。

指疗穴位处方：公孙穴 陷谷穴 温溜穴

公孙穴：穴位位于足内侧缘，沿大脚趾骨内侧向上推至足中部有一骨隆起的前下方，赤白肉际处。

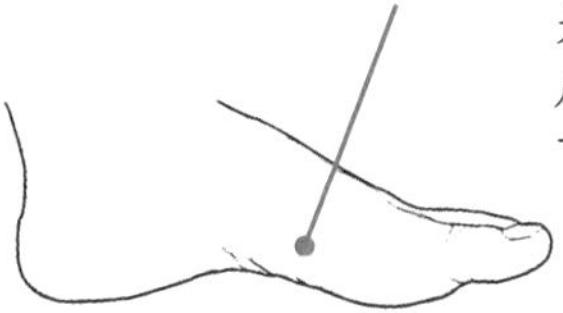

穴位穴性 属于脾经，五行属木。

穴位功效 该穴有调节水湿风气、运化脾经气血的功效。

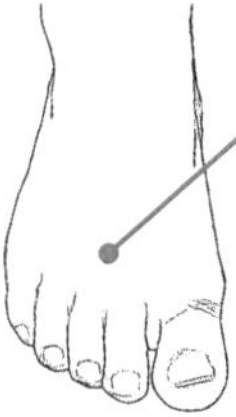

陷谷穴： 穴位位于正坐垂足或仰卧位，第二、三脚趾交叉点往上1厘米处凹陷中。

穴位穴性 属于胃经，五行属木。

穴位功效 该穴有清热解表、和胃行水、理气止痛的功效。

温溜穴： 穴位位于前臂外侧，腕横纹上5寸，与食指同一直线上。

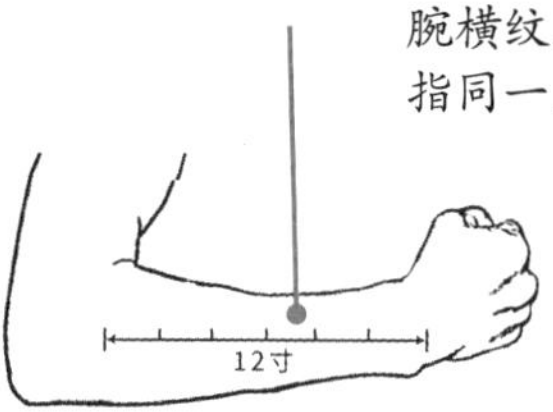

穴位穴性 属于大肠经，五行属水。

穴位功效 该穴有清热解毒、安神定志的功效。

夜啼

夜啼，指婴儿白天能安静入睡，入夜则啼哭不安，时哭时止，或每夜定时啼哭，甚则通宵达旦。多见于新生儿及6个月内的小婴儿。新生儿及婴儿常以啼哭表达要求或痛苦，饥饿、惊恐、尿布潮湿、衣被过冷或过热等均可引起啼哭。此时若喂以乳食、安抚亲昵、更换潮湿尿布、调整衣被厚薄后，啼哭可很快停止，不属病态。

若孕母平素恣食香燥炙烤之物，或过服温热药物，蕴蓄之热遗于胎儿。出生后将养过温，受火热之气熏灼，心火上炎，积热上扰，则心神不安而啼哭不止。心主惊而藏神，小儿神气怯弱，智慧未充，若见异常之物，或闻特异声响，而致惊恐。惊则伤神，恐则伤志，致使心神不宁，神志不安，寐中惊惕，因惊而啼。

夜啼主要因脾寒、心热、惊恐所致，脾寒腹痛是导致夜啼的常见原因。常由孕母素体虚寒、恣食生冷，胎禀不足，脾寒内生。或因护理不当，腹部中寒，或用冷乳哺食，中阳不振，以致寒邪内侵，凝滞气机，不通则痛，因痛而啼。

寒则痛而啼，热则烦而啼，惊则恐而啼，寒、热、惊为夜啼的主要病机。

指疗穴位处方： 风门穴　天枢穴　神道穴

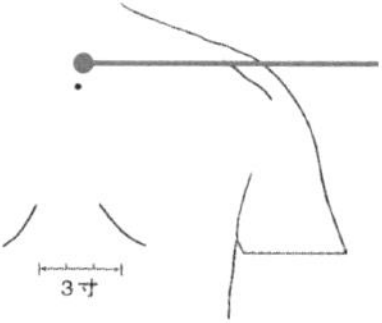

风门穴：穴位位于正坐低头，颈椎骨有一高突，往下推 2 个椎骨下凹陷处旁开 2.5 厘米处。

穴位穴性 属于膀胱经，五行属金。

穴位功效 该穴有醒脑开窍、疏风解表的功效。

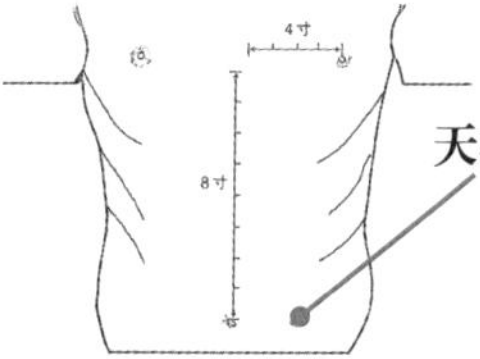

天枢穴：穴位位于腹部脐中，肚脐眼正中线旁开 2 寸（三横指）。

穴位穴性 属于胃经，五行属金。

穴位功效 该穴有理气止痛、活血散瘀、清利湿热的功效。

神道穴：穴位位于背部两肩胛骨下角连线中点第七胸椎，垂直向上推两节椎骨上面的凹陷处。

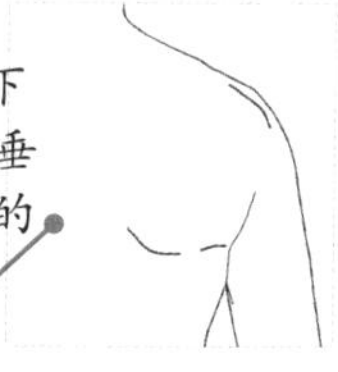

穴位穴性 属于督脉，五行属金。

穴位功效 该穴有宁神安心、清热平喘的功效。

湿疹

小儿湿疹是一种慢性、复发性、炎症性皮肤病，多于婴幼儿时期发病，并迁延至儿童和成人期。湿疹以湿疹样皮疹，伴剧烈瘙痒，反复发作为临床特点，主要是对食入物、吸入物或接触物不耐受或过敏所致。患有湿疹的孩子起初皮肤发红、出现皮疹，继之皮肤发糙、脱屑，抚摩孩子的皮肤如同触摸在砂纸上一样。遇热、遇湿都可使湿疹表现显著。

湿疹有急性湿疹、亚急性湿疹、慢性湿疹、局限性湿疹和泛发性湿疹几大类，主要特征为皮肤出现丘疹、丘疱疹、小水疱、结痂、糜烂面等，剧烈瘙痒是湿疹的显著反应。

中医经络穴位缓解治疗湿疹的着眼点是祛风、除湿、活血。

指疗穴位处方： 承山穴 血海穴 风市穴

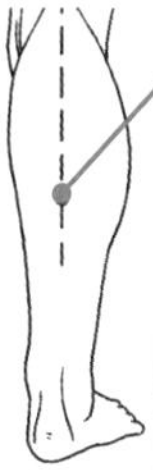

承山穴： 穴位位于人体的小腿后面正中，当伸直小腿或足跟上提时，小腿肚包下出现的尖角凹陷处即是；也可用食指斜按住小腿向上推，至小腿肚腹隆起时有一折凹处，按压有酸痛感便是。

穴位穴性 属于膀胱经，五行属水。

穴位功效 该穴有运化水湿、固化脾土的功效。承山穴为身体除湿大穴，祛除湿气即可承担起人体这座“大山”。

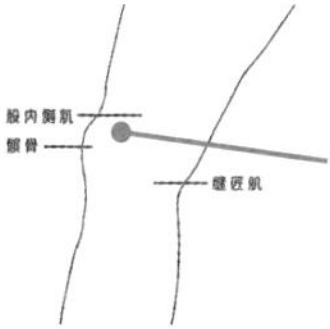

血海穴： 穴位位于膝盖内侧，髌底内侧端上2寸，股内侧肌隆起处。

穴位穴性 属于脾经，五行属水。

穴位功效 该穴有化血为气、运化脾血的功效。

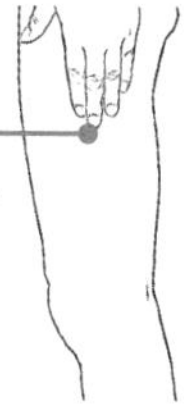

风市穴： 穴位位于垂直站立，双手下垂于体侧，中指尖处。

穴位穴性 属于胆经，五行属金。

穴位功效 该穴有祛除风寒风热、运化水湿的功效。

水痘

水痘是一种急性传染病，主要发生在婴幼儿和学龄前儿童，成人发病症状比儿童更严重。以发热及皮肤和黏膜成批出现周身性红色斑丘疹、疱疹、痂疹为特征，皮疹呈向心性分布，主要发生在胸、腹、背，四肢很少。冬春两季多发，其传染力强。水痘一般不留瘢痕，病后可获得终身免疫，有时病毒以静止状态存留于神经节，多年后感染复发而出现带状疱疹。

水痘起病较急，年长儿童和成人在皮疹出现前可有发热、头痛、全身倦怠、恶心、呕吐、腹痛等前驱症状，小儿则皮疹和全身症状同时出现。水痘的异型表现有大疱性水痘、出血性水痘、新生儿水痘、成人水痘等。

中医经络学认为水痘是风热或湿毒所致，治则以疏风清热、化湿解毒为主。

指疗穴位处方： 承山穴 风市穴 鱼际穴

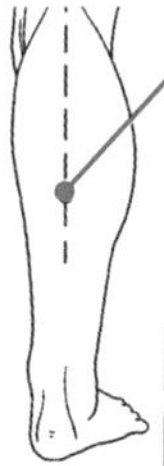

承山穴：穴位位于人体的小腿后面正中，当伸直小腿或足跟上提时，小腿肚包下出现的尖角凹陷处即是；也可用食指斜按住小腿向上推，至小腿肚腹隆起时有一折凹处，按压有酸痛感便是。

穴位穴性 属于膀胱经，五行属水。

穴位功效 该穴有运化水湿、固化脾土的功效。承山穴为身体除湿大穴，祛除湿气即可承担起人体这座“大山”。

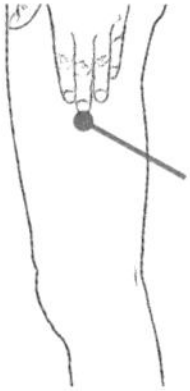

风市穴：穴位位于垂直站立，双手下垂于体侧，中指尖处。

穴位穴性 属于胆经，五行属金。

穴位功效 该穴有祛除风寒风热、运化水湿的功效。

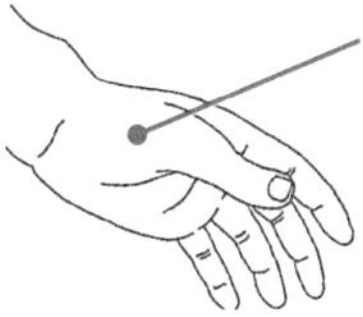

鱼际穴：穴位位于大拇指掌根肌肉丰隆处赤白肉相合之处，掌骨中点，因形如鱼腹，故谓之鱼际。

穴位穴性 属于肺经，五行属火。

穴位功效 该穴有清肺泄热、利咽止痛的功效。

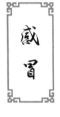

感冒

感冒又称『伤风』、急性鼻炎或上呼吸道感染，是小儿最常见的疾病，表现为鼻塞、喷嚏、流涕、发热、咳嗽、头痛等，冬、春季节和季节交替时多发。

中医认为感冒的病因为外邪或流行病毒侵袭人体而致病，以风邪为主因。冬季多属风寒，春季多属风热，夏季多夹暑湿，秋季多兼燥气，梅雨季节多夹湿邪。若四时六气失常，非时之气夹时行病毒伤人，则更易引起发病，且不限于季节性，病情多重，往往互为传染流行。

中医经络穴位治疗感冒的要点为疏风解表、除湿宣肺。

指疗穴位处方： 风池穴 承山穴 尺泽穴

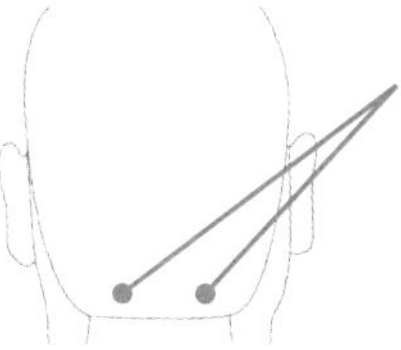

风池穴： 穴位位于后颈部，枕骨下两侧，两条大筋外缘陷窝中，相当于与耳垂平齐。

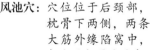

穴位穴性 属于胆经，五行属水。

穴位功效 该穴有疏风散热、壮阳益气的功效。

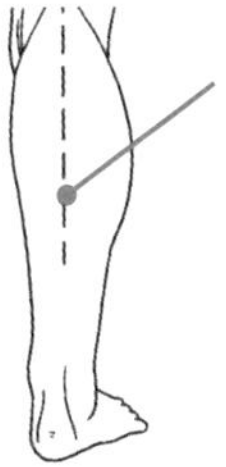

承山穴： 穴位位于人体的小腿后面正中，当伸直小腿或足跟上提时，小腿肚包下出现的尖角凹陷处即是；也可用食指斜按住小腿向上推，至小腿肚腹隆起时有一折凹处，按压有酸痛感便是。

穴位穴性 属于膀胱经，五行属水。

穴位功效 该穴有运化水湿、固化脾土的功效。承山穴为身体除湿大穴，祛除湿气即可承担起人体这座“大山”。

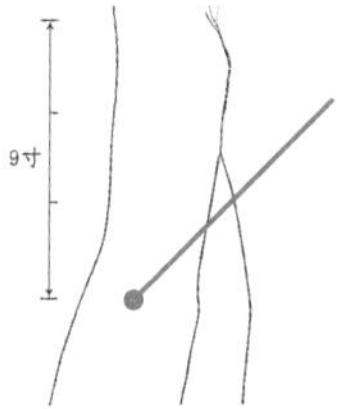

尺泽穴： 穴位位于肘横纹中，肱二头肌腱大筋拇指侧凹陷处，微屈肘取穴。

穴位穴性 属于肺经，五行属水。

穴位功效 该穴有清宣肺气、泻火降逆的功效。

扁桃体发炎

扁桃体发炎是由于细菌及分泌物积存于扁桃体窝导致的。致病菌主要为链球菌或者葡萄球菌。

急性期为全身症状起病急，畏寒，高热可达39至40摄氏度，尤其是幼儿可因高热而抽搐、呕吐或昏睡、食欲不振、便秘以及全身酸懒等。咽痛明显，吞咽时尤甚，剧烈疼痛者可放射至耳部，幼儿常因不能吞咽而哭闹不安。儿童若因扁桃体肥大影响呼吸时可妨碍其睡眠，夜间常惊醒。

慢性期为反复发作咽痛，每遇感冒、受凉、劳累、睡眠欠佳或烟酒刺激后咽痛发作，并有咽部不适及堵塞感。肿大的扁桃体可使吞咽困难，说话含糊不清，呼吸不畅或睡眠时打鼾。扁桃体内的细菌随吞咽进入消化道，从而引起消化不良。如细菌毒素进入体内，可有头痛、四肢乏力、容易疲劳或低热等表现。

中医称为喉蛾，多由外感风热邪毒，内因为肺胃火盛，上炎咽喉所致，治疗以疏风散热、利咽消肿、解毒化瘀为主。

指疗穴位处方： 内庭穴 液门穴 二间穴

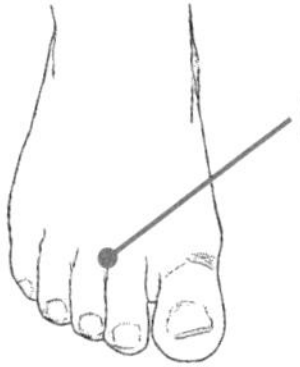

内庭穴： 穴位位于足背第二、第三趾间，趾蹼缘后方赤白肉际处。

穴位穴性 属于胃经，五行属水。

穴位功效 该穴有清降胃火、通涤腑气的功效。

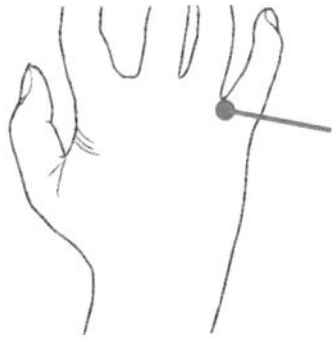

液门穴： 穴位位于手背部，第四、第五指间，两指交会后方赤白肉际处。

穴位穴性 属于三焦经，五行属水。

穴位功效 该穴有清热泻火、散风解表、聪耳明目的功效。

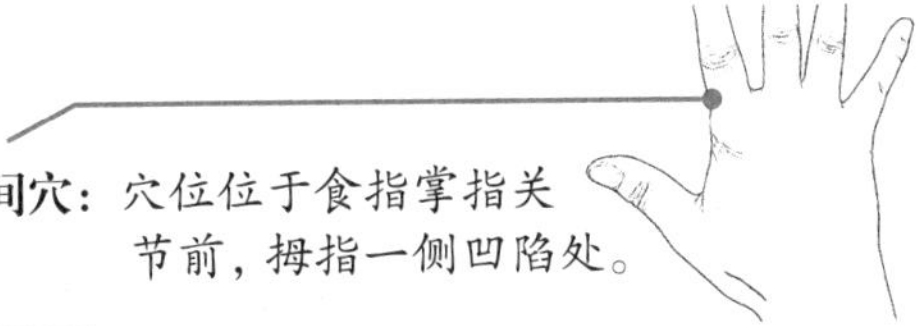

二间穴： 穴位位于食指掌指关节前，拇指一侧凹陷处。

穴位穴性 属于大肠经，五行属水。

穴位功效 该穴有解表清热、利咽镇痛的功效。

食欲不振

食欲不振是指进食的欲望降低。

中医指疗食欲不振的原则有散寒温中，和胃进食；芳香化浊，消食导积、舒肝和胃、清化湿热、导滞理气、健脾和胃、益胃养阴、温补肾阳等。

多吃米饭、面食、肉类、鱼类、蛋类、豆类、牛奶、燕麦、薏苡仁、百合、蔬菜、水果等食物，保证营养全面丰富。夏季可吃些菠萝、萝卜、仔姜等开胃蔬菜、水果。

指疗穴位处方：承山穴 丰隆穴 合谷穴

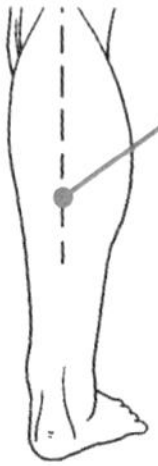

承山穴：穴位位于人体的小腿后面正中，当伸直小腿或足跟上提时，小腿肚包下出现的尖角凹陷处即是；也可用食指斜按住小腿向上推，至小腿肚腹隆起时有一折凹处，按压有酸痛感便是。

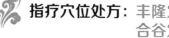

穴位穴性 属于膀胱经，五行属水。

穴位功效 该穴有运化水湿、固化脾土的功效。承山穴为身体除湿大穴，祛除湿气即可承担起人体这座“大山”。

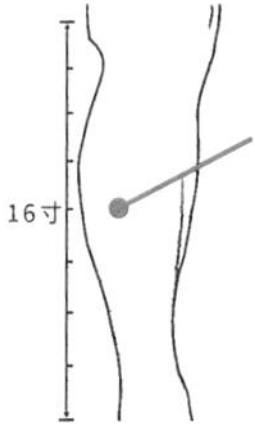

丰隆穴： 穴位位于腿外侧，找到膝眼和外踝连线中点，胫骨（小腿大骨）前缘外侧 2.5 厘米，大约是两指的宽度。

穴位穴性 属于胃经，五行属水。

穴位功效 该穴有沉降胃浊、化痰理气的功效。

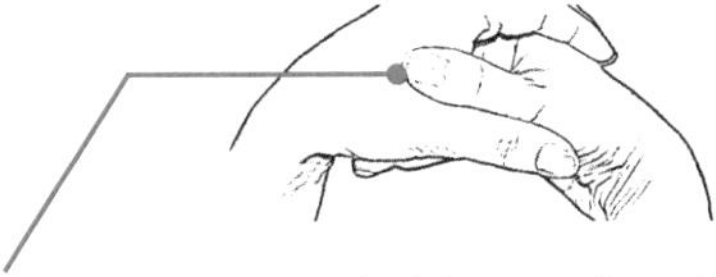

合谷穴： 穴位位于手背拇指、食指合拢肌肉最高点直下至食指掌骨处。或以一手的拇指指骨关节横纹，放在另一手拇指、食指之间的指蹼缘上，拇指尖偏向食指处。

穴位穴性 属于大肠经，五行属金。

穴位功效 该穴有镇静止痛、通经活络、清热解表的功效。

咳嗽

咳嗽是一种呼吸道常见症状，由于气管、支气管黏膜或胸膜受炎症、异物、物理或化学性刺激引起。咳嗽具有清除呼吸道异物和分泌物的保护性作用。但如果咳嗽不停，由急性转为慢性，常给人带来很大的痛苦，如胸闷、咽痒、气喘等，咳嗽也会伴随咳痰。

咳嗽的原因有吸入异物、感染、食物阻隔、气候改变、药物等。

中医辨证咳嗽是指肺气不清，失于宣肃，上逆作声而引起咳嗽。有声无痰为咳，有痰无声为嗽，合称咳嗽。外感引起的咳嗽、咳痰大多伴有发热、头痛、恶寒等，起病较急，病程较短；内伤所致咳嗽，一般无外感症状，起病慢，病程长，常伴有脏腑功能失调的证候。病因有风寒、风热、痰湿、痰热、燥邪、肝火犯肺等。

中医经络穴位治疗咳嗽的重点是宽胸理气、宣肺舒肝。

指疗穴位处方： 膻中穴 鱼际穴 气户穴

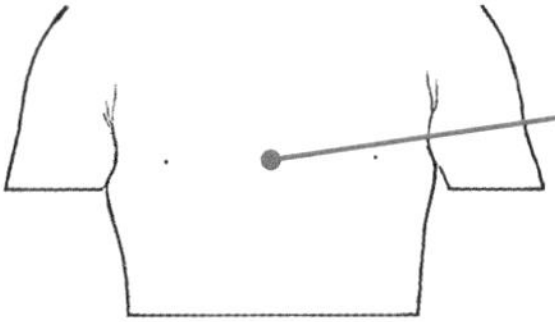

膻中穴：穴位位于胸部前正中线上，两乳头连线之中点。

穴位穴性 属于任脉，五行属火。

穴位功效 该穴有宽胸理气、活血通络、清肺止喘、舒畅心胸的功效。

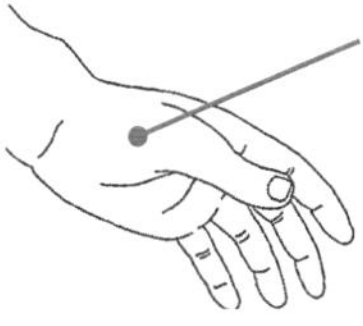

鱼际穴：穴位位于大拇指掌根肌肉丰隆处赤白肉相合之处，掌骨中点，因形如鱼腹，故谓之鱼际。

穴位穴性 属于肺经，五行属火。

穴位功效 该穴有清肺泄热、利咽止痛的功效。

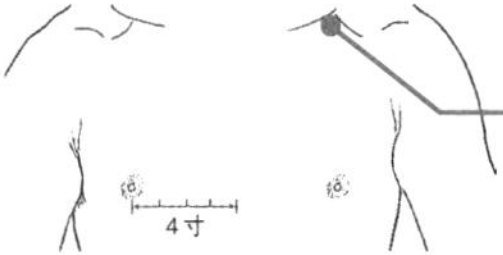

气户穴：穴位位于乳头直上与锁骨交会点。

穴位穴性 属于胃经，五行属木。

穴位功效 该穴有调气、化瘀、散结的功效。

积食

积食是因小儿喂养不当，内伤乳食，停积胃肠，脾运失司所引起的一种小儿常见的脾胃病症。临床以不思乳食，腹胀嗳腐，大便酸臭或便秘为特征。积食又称积滞。与西医学消化不良相近。本病一年四季皆可发生，夏秋季节，暑湿易于困遏脾气，发病率较高。小儿各年龄组皆可发病，但以婴幼儿多见。常在感冒、泄泻、疳症中合并出现。脾胃虚弱，先天不足以及人工喂养的婴幼儿容易反复发病。少数患儿积食日久，迁延失治，脾胃功能严重受损，导致小儿营养不良和生长发育障碍，形体日渐羸瘦。

积食分为伤乳和伤食。伤于乳者，多因乳哺不节，食乳过量或乳液变质，冷热不调，皆能停积脾胃，壅而不化，成为乳积。伤于食者，多因饮食喂养不当，偏食嗜食，饱食无度，杂食乱投，生冷不节，食物不化；或过食肥甘厚腻、不易消化之物，停聚中焦而发病。

中医经络穴位治疗以通调水道、健脾和胃、润肠消积为主。

指疗穴位处方： 公孙穴 水道穴 合谷穴

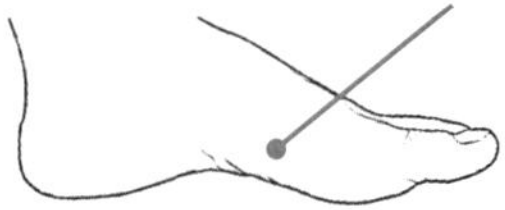

公孙穴：穴位位于足内侧缘，沿大脚趾骨内侧向上推至足中部有一骨隆起的前下方，赤白肉际处。

穴位穴性 属于脾经，五行属木。

穴位功效 该穴有调节水湿风气、运化脾经气血的功效。

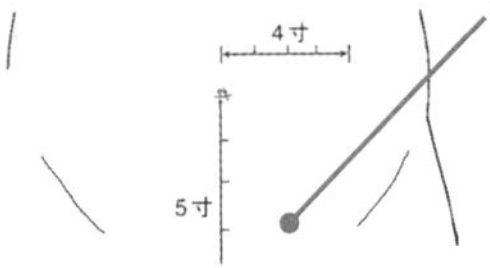

水道穴：穴位位于下腹部，脐中（肚脐眼）下3寸（四横指），距前正中线两旁各2寸（三横指）

穴位穴性 属于胃经，五行属木。

穴位功效 该穴有理气止痛、活血散瘀、清利湿热的功效。

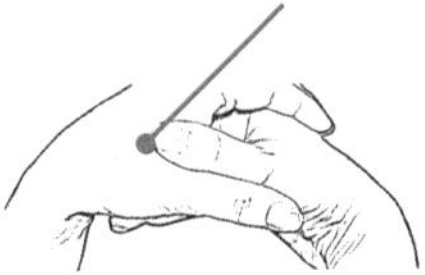

合谷穴：穴位位于手背拇指、食指合拢肌肉最高点直下至食指掌骨处。或以一手的拇指指骨关节横纹，放在另一手拇指、食指之间的指蹼缘上，拇指尖偏向食指处。

穴位穴性 属于大肠经，五行属金。

穴位功效 该穴有镇静止痛、通经活络、清热解表的功效。

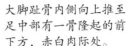

厌食

小儿厌食症是指小儿长期的食欲减退或消失，以食量减少为主要症状，是一种慢性消化功能紊乱综合征，是儿科常见病、多发病。1至6岁小儿多见，且有逐年上升趋势。严重者可导致营养不良、贫血、佝偻病及免疫力低下，出现反复呼吸道感染，对儿童生长发育、营养状态和智力发展也有不同程度的影响。

指疗穴位处方： 飞扬穴 内庭穴 三间穴

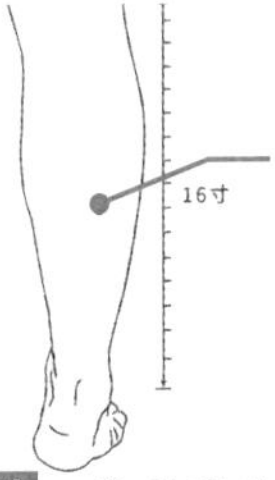

飞扬穴：穴位位于小腿后面，外踝后凹陷处直上7寸。

穴位穴性 属于膀胱经，五行属金。

穴位功效 该穴有清热安神、舒筋活络的功效。

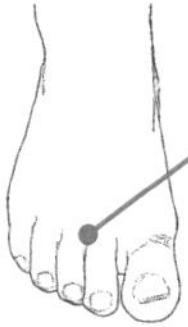

内庭穴：穴位位于足背第二、第三趾间，趾蹼缘后方赤白肉际处。

穴位穴性 属于胃经，五行属水。

穴位功效 该穴有清降胃火、通涤腑气的功效。

三间穴：穴位位于食指靠拇指侧，第二掌指关节后凹陷处，赤白肉际处。

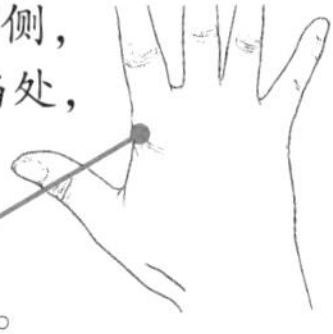

穴位穴性 属于大肠经，五行属木。

穴位功效 该穴有清泻阳明、通调腑气、通经活络的功效。

疳积

疳积，指小儿脾胃虚弱，运化失常，以致干枯羸瘦的疾患。由多种慢性疾患引起，临床以面黄肌瘦、头皮光急，毛发稀疏枯焦、腮缩鼻干，唇白，睑烂，脊耸体黄，咬甲斗牙，焦渴，嗜异、腹部膨隆、精神萎靡为特征。

疳由肥甘所致，多因小儿恣食肥甘，损伤脾胃，积滞中焦，日久形成疳积，或说『疳者干也，因脾胃津液干枯而患』；系『虫动则侵袭蚀成疳』者。脾胃为后天之本，气血生化之源，小儿脾胃嫩弱，常为不足，易为乳食、湿热等病邪所伤，脾胃伤，津液耗则气血虚衰，肌肤、筋骨、经脉、脏腑失养，故疳诸症随之发生。其病机主要是因乳食不节，积滞伤脾，或感染诸虫，久而生热，热灼津伤，因而热、积、虫三者交蒸，气液亏虚而成。

疳积有肝疳、心疳、脾疳、肺疳、肾疳，以脾疳尤为常见。

中医经络穴位治疗疳积以疏肝去积、健脾和胃为主。

指疗穴位处方： 中封穴 公孙穴 足三里穴

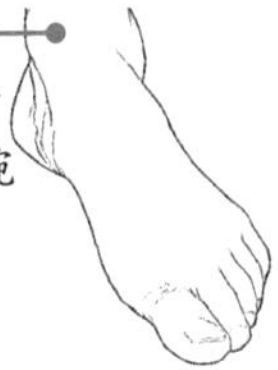

中封穴： 穴位位于足内踝前1寸（一拇指横指），足腕横纹肌腱前凹陷处。

穴位穴性 属于肝经，五行属金。

穴位功效 该穴有清泄肝胆、通利下焦、舒筋通络的功效。

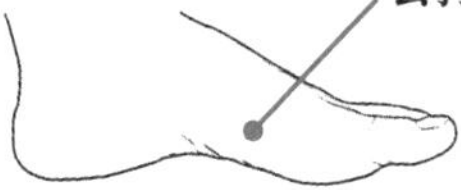

公孙穴： 穴位位于足内侧缘，沿大脚趾骨内侧向上推至足中部有一骨隆起的前下方，赤白肉际处。

穴位穴性 属于脾经，五行属木。

穴位功效 该穴有调节水湿风气、运化脾经气血的功效。

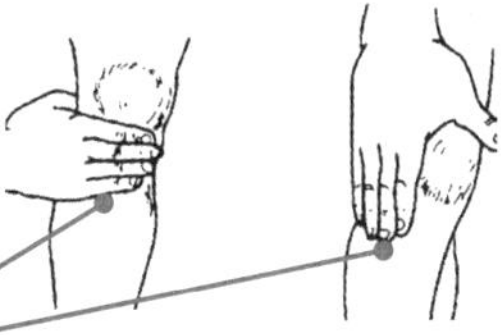

足三里穴： 穴位位于小腿外侧，膝眼（犊鼻）下3寸。

穴位穴性 属于胃经，五行属土。

穴位功效 该穴有燥化脾湿、生发胃气的功效。

牙痛

牙痛指牙齿因各种原因引起的疼痛，是牙齿疾病和牙周疾病的常见症状，主要表现为以牙痛为主，牙龈肿胀，咀嚼困难，口渴口臭，或时痛时止，遇冷热刺激痛、面颊部肿胀等。

中医认为牙痛的病因有寒、热、虚、实、风、火、虫。肾主骨，牙为骨之余，肾虚为牙痛之本。

中医经络穴位治疗牙痛的重点是清热润肠。

指疗穴位处方：陷谷、手三里、合谷穴。

指疗穴位处方：陷谷穴 手三里穴 合谷穴

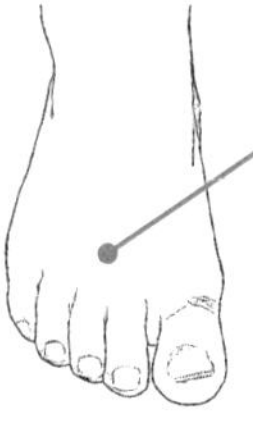

陷谷穴： 穴位位于正坐垂足或仰卧位，第二、第三脚趾交叉点往上 1 厘米处凹陷中。

穴位穴性 属于胃经，五行属木。

穴位功效 该穴有清热解表、和胃行水、理气止痛的功效。

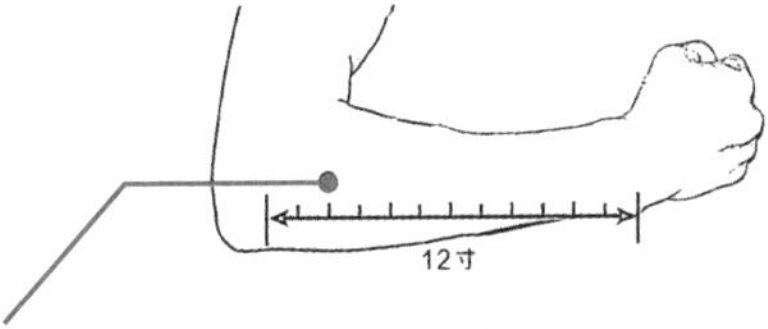

手三里穴： 穴位位于前臂手掌背面，肘横纹终点往下2寸处。

穴位穴性 属于大肠经，五行属金。

穴位功效 该穴有疏经通络、消肿止痛、清肠利腑的功效。

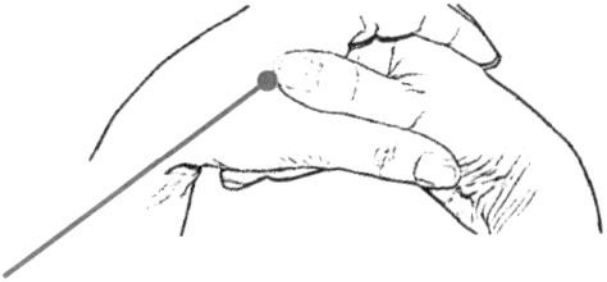

合谷穴： 穴位位于手背拇指、食指合拢肌肉最高点直下至食指掌骨处。或以一手的拇指指骨关节横纹，放在另一手拇指、食指之间的指蹼缘上，拇指尖偏向食指处。

穴位穴性 属于大肠经，五行属金。

穴位功效 该穴有镇静止痛、通经活络、清热解表的功效。

流涎

流涎是幼儿最常见的疾病之一。多见于1岁左右的婴儿，常发生于断奶前后，是一种以流口水较多为特征的病症。

小儿流涎又称『滞颐』，俗称流口水。中医认为流涎多因脾胃积热和脾胃虚寒所致。脾之液为涎，脾胃积热则廉泉（舌下穴名）不能制约，或脾胃虚寒不能收摄，均可发生流涎。分脾胃积热型和脾胃虚寒型，治则亦分清热泻脾和益气健脾、温中摄涎。

中医经络学认为小儿流涎是脾虚所致，穴位指疗以健脾和胃、温中化湿为要。

指疗穴位处方：承山穴 大都穴 解溪穴

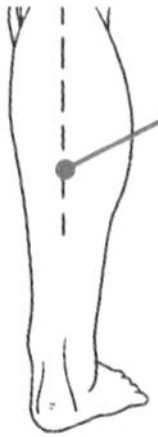

承山穴： 穴位位于人体的小腿后面正中，当伸直小腿或足跟上提时，小腿肚包下出现的尖角凹陷处即是；也可用食指斜按住小腿向上推，至小腿肚腹隆起时有一折凹处，按压有酸痛感便是。

穴位穴性 属于膀胱经，五行属水。

穴位功效 该穴有运化水湿、固化脾土的功效。承山穴为身体除湿大穴，祛除湿气即可承担起人体这座“大山”。

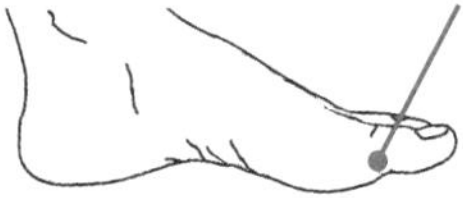

大都穴： 穴位位于足内侧缘，足大趾至足掌关节凸起前下方凹陷处。

穴位穴性 属于脾经，五行属火。

穴位功效 该穴有散发脾热、健脾和中的功效。

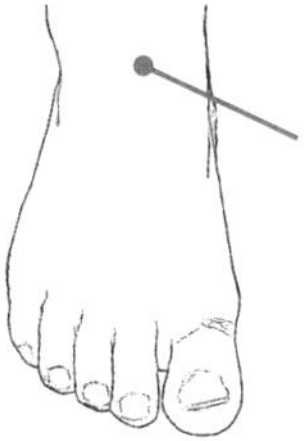

解溪穴： 穴位位于足背与小腿交界处的横纹中央凹陷中。

穴位穴性 属于胃经，五行属火。

穴位功效 该穴有清胃化痰、镇惊安神的功效。

遗尿

遗尿症俗称尿床，通常指小儿在熟睡时不自主地排尿。年龄超过3岁，特别是5岁以上的儿童，睡中经常遗尿，轻者数日一次，重者可一夜数次，则为病态，方称遗尿症。本病男孩高于女孩，部分有明显的家族史。

肾主水，与膀胱互为表里，膀胱的气化有赖于肾气充足温煦。尿液的生成与排泄，与肺、脾、肾、三焦、膀胱有着密切关系。遗尿的发病机制虽主要在膀胱失于约束，然与肺、脾、肾功能失调，以及三焦气化失司都有关系。其主要病因为肾气不固、脾肺气虚、肝经湿热。

肾气不固是遗尿的主要病因，多由先天禀赋不足引起，如早产、双胎、胎怯等，使元气失充，肾阳不足，下元虚冷，不能温养膀胱，膀胱气化功能失调，闭藏失职，不能制约尿液，而为遗尿。

中医经络穴位治疗遗尿的要点是疏肝理气、补肾培元。

指疗穴位处方： 阴包穴 然谷穴 气海穴

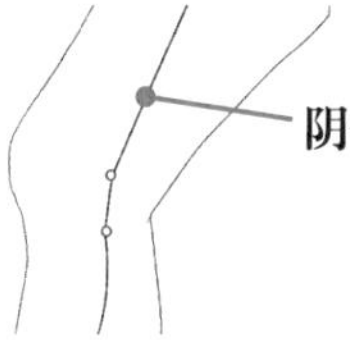

阴包穴： 穴位位于大腿内侧，膝盖内侧高骨往上量4寸，大腿内侧正中点。

穴位穴性 属于肝经，五行属金。

穴位功效 该穴有调经止痛、利尿通淋的功效。

然谷穴： 穴位位于内踝骨前下方，见一高骨即足舟骨，在骨隆起下方凹陷中。

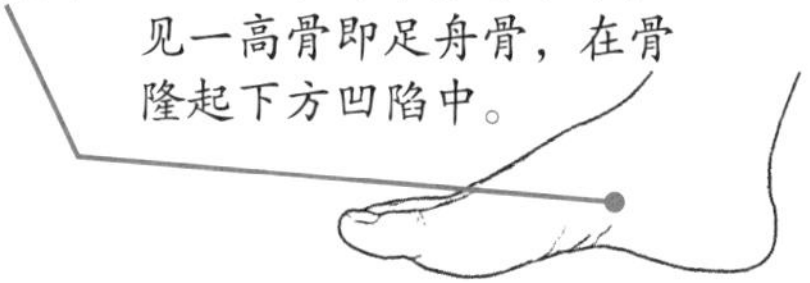

穴位穴性 属于肾经，五行属火。

穴位功效 该穴有升清降浊、平衡水火的功效。

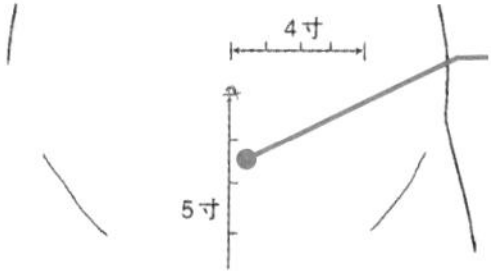

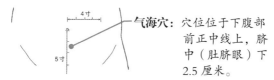

气海穴： 穴位位于下腹部前正中线上，脐中（肚脐眼）下2.5厘米。

穴位穴性 属于任脉，五行属木。

穴位功效 该穴有补气益肾、涩精固本的功效。

鼻炎

鼻炎是指接触变应原后，有多种免疫活性细胞和细胞因子等参与的鼻黏膜非感染性炎性疾病。常见于季节变化或接触花粉、花生、汽油、煤炭等外因造成的喷嚏、流涕等反应。鼻炎是一个全球性健康问题，可导致许多疾病，不可掉以轻心。

中医认为肺开窍于鼻，鼻炎的病因是内外邪犯肺所致，其中肺经热邪，宜清肺通窍；胃火上炎，重清泻阳明；湿热内蕴，当利胆清脾；浊涕久延，法健脾补肺；阳虚寒凝，宜温阳祛寒。

中医经络穴位治疗鼻炎的重点是疏风解表、祛寒除湿。

指疗穴位处方：风池穴 承山穴 合谷穴

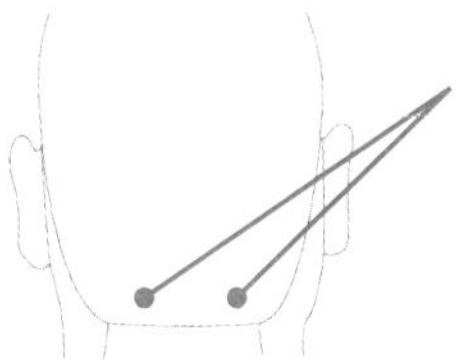

风池穴：穴位位于后颈部，枕骨下两侧，两条大筋外缘陷窝中，相当于与耳垂平齐。

穴位穴性 属于胆经，五行属水。

穴位功效 该穴有疏风散热、壮阳益气的功效。

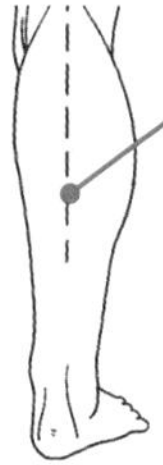

承山穴： 穴位位于人体的小腿后面正中，当伸直小腿或足跟上提时，小腿肚包下出现的尖角凹陷处即是；也可用食指斜按住小腿向上推，至小腿肚腹隆起时有一折凹处，按压有酸痛感便是。

穴位穴性 属于膀胱经，五行属水。

穴位功效 该穴有运化水湿、固化脾土的功效。承山穴为身体除湿大穴，祛除湿气即可承担起人体这座“大山”。

合谷穴： 穴位位于手背拇指、食指合拢肌肉最高点直下至食指掌骨处。或以一手的拇指指骨关节横纹，放在另一手拇指、食指之间的指蹼缘上，拇指尖偏向食指处。

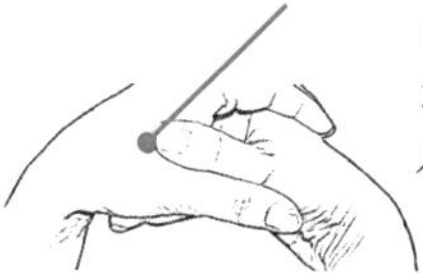

穴位穴性 属于大肠经，五行属金。

穴位功效 该穴有镇静止痛、通经活络、清热解表的功效。

消化不良

消化不良是由胃动力障碍所引起的疾病，主要分为功能性消化不良和器质性消化不良。消化不良已成为儿科门诊常见的就诊原因。功能性消化不良属中医的『脘痞』『胃痛』『嘈杂』等范畴，其病在胃，涉及肝脾等脏器，宜辨证施治，予以健脾和胃、疏肝理气、消食导滞等法治疗。

指疗穴位处方： 公孙穴 然谷穴 足三里穴

公孙穴： 穴位位于足内侧缘，沿大脚趾骨内侧向上推至足中部有一骨隆起的前下方，赤白肉际处。

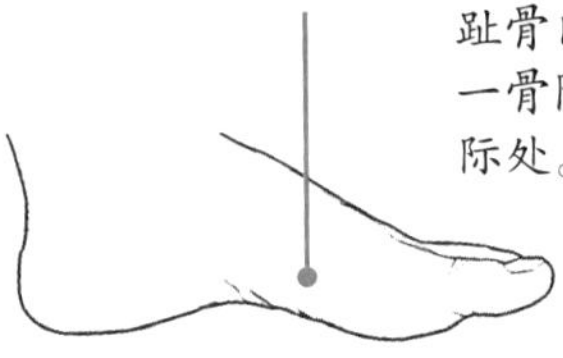

穴位穴性 属于脾经，五行属木。

穴位功效 该穴有调节水湿风气、运化脾经气血的功效。

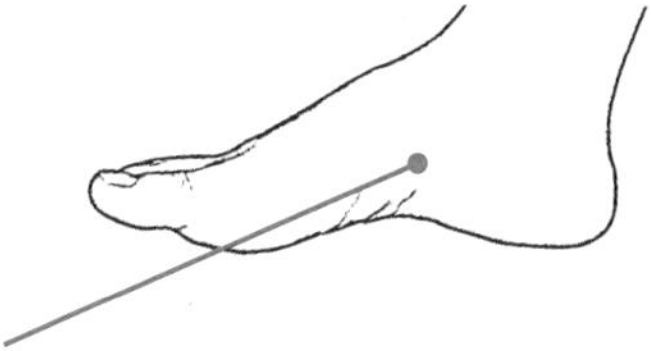

然谷穴：穴位位于内踝前下方隆起高骨下方凹陷中。

穴位穴性 属于肾经，五行属火。

穴位功效 该穴有升清降浊、生发肾气的功效。

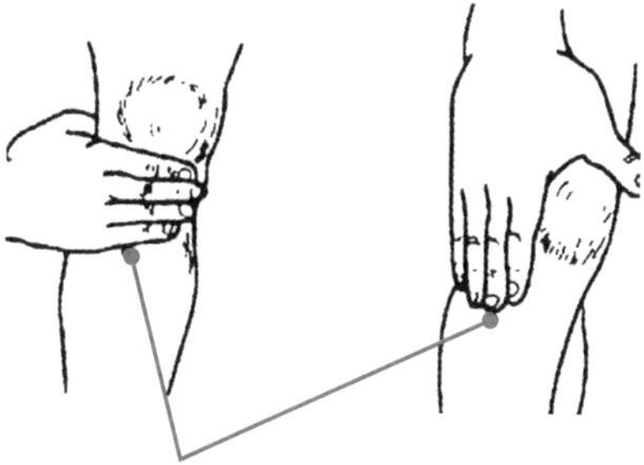

足三里穴：穴位位于小腿外侧，膝眼（犊鼻）下3寸。

穴位穴性 属于胃经，五行属土。

穴位功效 该穴有燥化脾湿、生发胃气的功效。

惊风

惊风是小儿时期常见的一种急重病证，以出现抽搐、昏迷为主要特征。又称『惊厥』，俗名『抽风』。任何季节均可发生，一般以1至5岁的小儿为多见，年龄越小，发病率越高。其症情往往比较凶险，变化迅速，威胁小儿生命。

急惊风病因以外感六淫、疫毒之邪为主，偶有暴受惊恐所致。外感六淫，皆能致痉。尤以风邪、暑邪、湿热疫疠之气为主。主要病机是热、痰、惊、风的相互影响，互为因果。其主要病位在心肝两经。小儿外感时邪，易从热化，热盛生痰，热极生风，痰盛发惊，惊盛生风，则发为急惊风。

慢惊风多见于大病久病之后，气血阴阳俱伤；或因急惊未愈，正虚邪恋，虚风内动；或先天不足，后天失调，脾肾两虚，筋脉失养，风邪入络。

慢惊风病位在肝、脾、肾，病理性质以虚为主。多系脾胃受损，土虚木旺化风；或脾肾阳虚，虚极生风；或肝肾阴虚，筋脉失养生风。

中医经络穴位缓解小儿惊风的重点是疏肝熄风、补益心阳。

指疗穴位处方： 太冲穴 风府穴 腕骨穴

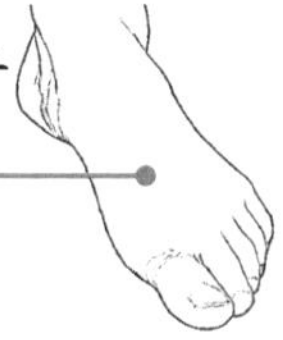

太冲穴：穴位位于大脚趾和二脚趾骨向上交叉处。

穴位穴性 属于肝经，五行属土。

穴位功效 该穴有平肝熄风、清热利湿、通络止痛的功效。

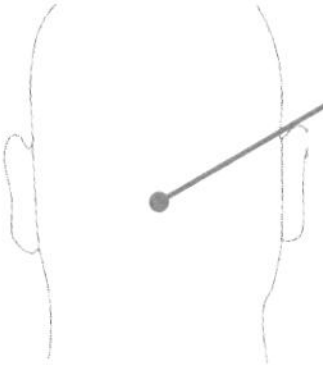

风府穴：穴位位于脑后发际直上 1 寸（拇指横指），枕骨下凹陷处。

穴位穴性 属于督脉，五行属金。

穴位功效 该穴有散风熄风、通关开窍的功效。

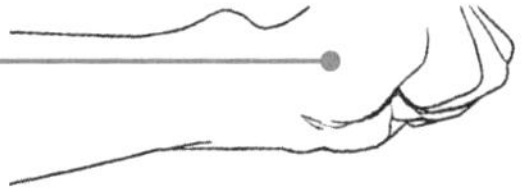

腕骨穴：穴位位于手掌小指侧，掌横纹向下 2 厘米三角骨凹陷处。

穴位穴性 属于小肠经，五行属金 。

穴位功效 该穴有舒筋活络、泌别清浊的功效。

泄泻

小儿泄泻是以小儿大便次数增多，粪质稀薄或如水样为特征的一种小儿常见病。本病以2岁以下的小儿最为多见。小儿脾常不足，感受外邪，内伤乳食，或脾肾阳虚，均可导致脾胃运化功能失调而发生泄泻。轻者治疗得当，预后良好。重者泄下过度，易见气阴两伤，甚至阴竭阳脱。久泻迁延不愈者，则易转为疳证或出现慢惊风。小儿泄泻虽一年四季均可发生，但以夏秋季节发病率为高，秋冬季节发生的泄泻，容易引起流行。

中医中药医生一般根据病因病机运用淡渗，升提，清凉、疏利、甘缓、酸收、燥脾、温肾、固涩的方法治疗。

指疗穴位处方：承山穴 下痢穴 公孙穴

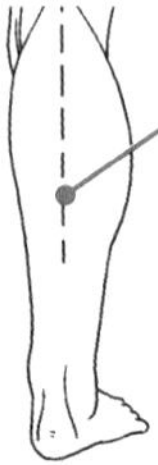

承山穴： 穴位位于人体的小腿后面正中，当伸直小腿或足跟上提时，小腿肚包下出现的尖角凹陷处即是；也可用食指斜按住小腿向上推，至小腿肚腹隆起时有一折凹处，按压有酸痛感便是。

穴位穴性 属于膀胱经，五行属水。

穴位功效 该穴有运化水湿、固化脾土的功效。承山穴为身体除湿大穴，祛除湿气即可承担起人体这座“大山”。

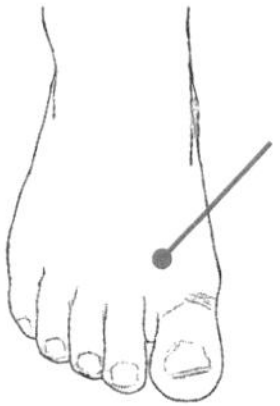

下痢穴：穴位位于足背部位，脚拇趾和第二趾中间向里 2 厘米处。

穴位穴性 属于肝经，为经外特效穴。

穴位功效 该穴有润肠止泻的功效。

公孙穴：穴位位于足内侧缘，沿大脚趾骨内侧向上推至足中部有一骨隆起的前下方，赤白肉际处。

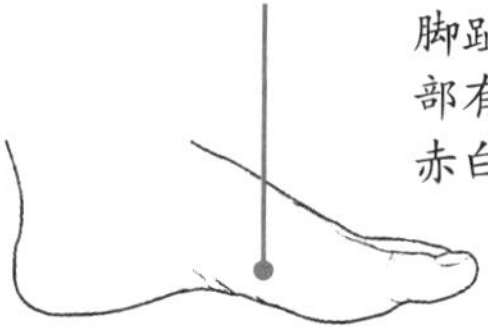

穴位穴性 属于脾经，五行属木。

穴位功效 该穴有调节水湿风气、运化脾经气血的功效。

近视

近视是屈光不正的一种。当眼在调节放松状态下，平行光线进入眼内，其聚焦在视网膜之前，这导致视网膜上不能形成清晰像，称为近视眼。小儿近视发病在儿童时期，存在调节异常，进展性，并有易受多因素干扰的特点。

中医认为近视的原因是用眼过度，久视伤血所致，肝开窍于目，肝藏血，过度用眼会导致真血暗耗，肝血不足，气血不能濡养于目而近视，

中医经络学认为近视是肝肾亏虚、心脾两虚造成的。穴位治疗以疏肝利胆、补肾益气为主。

指疗穴位处方： 明眼穴 凤眼穴 翳明穴

明眼穴：穴位位于大拇指背第一指节横纹，拇指弯曲靠食指一侧最高点处。

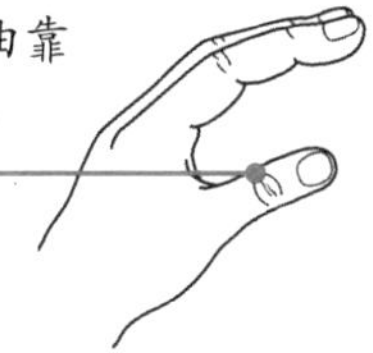

穴位穴性 属经外奇穴。

穴位功效 该穴有改善眼部疲劳的功效。

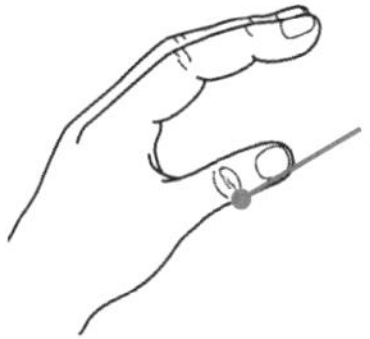

凤眼穴：穴位位于大拇指背第一指节横纹，拇指弯曲靠拇指一侧最高点处。

穴位穴性 属经外奇穴。

穴位功效 该穴有改善眼部疲劳的功效。

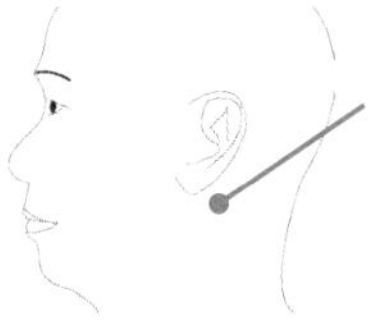

翳明穴：穴位位于耳垂后凹陷处向后 1 寸（拇指横指）。

穴位穴性 属经外奇穴。

穴位功效 该穴有明目聪耳、宁心安神的功效。

手指医院问诊表

日　　期：　　　　性　　别：

居 住 地：　　　　年　　龄：

病史主诉：

脉搏（次 / 分钟）：

脉搏力度（有力 / 无力）：

饮食（饮水 / 食量）：

睡眠：

舌苔（照片）：

小便颜色：

大便干稀：　　　　既往治疗：

寒热：　　　　过敏史：

出汗：　　　　遗传病史：

手脚冷热：　　　　补充情况：